BEI GRIN MACHT SICH IHR WISSEN BEZAHLT

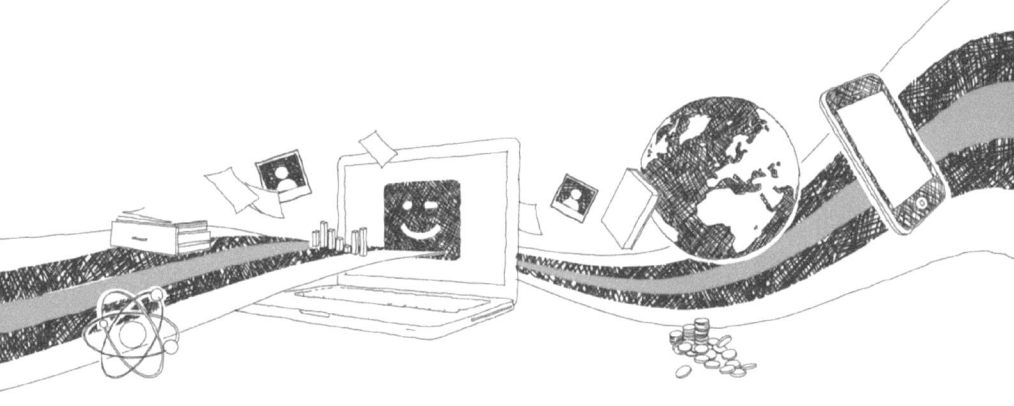

- Wir veröffentlichen Ihre Hausarbeit,
  Bachelor- und Masterarbeit

- Ihr eigenes eBook und Buch -
  weltweit in allen wichtigen Shops

- Verdienen Sie an jedem Verkauf

Jetzt bei www.GRIN.com hochladen und kostenlos publizieren

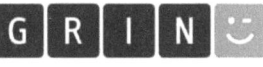

Heiko Schumann

Sterbehilfe / Sterbebegleitung - "Behandlungsabbruch" in Deutschland: Die Auswirkungen der neuen Rechtsprechung

Eine ethisch-rechtliche Diskussion zur Zulässigkeit humanitär motivierter Lebensverkürzung

GRIN Verlag

Bibliografische Information der Deutschen Nationalbibliothek:

Die Deutsche Bibliothek verzeichnet diese Publikation in der Deutschen National-
bibliografie; detaillierte bibliografische Daten sind im Internet über http://dnb.d-
nb.de/ abrufbar.

Impressum:

Copyright © 2010 GRIN Verlag GmbH
Druck und Bindung: Books on Demand GmbH, Norderstedt Germany
ISBN: 978-3-640-95135-2

Dieses Buch bei GRIN:

http://www.grin.com/de/e-book/174575/sterbehilfe-sterbebegleitung-behandlungs-
abbruch-in-deutschland-die

GRIN - Your knowledge has value

Der GRIN Verlag publiziert seit 1998 wissenschaftliche Arbeiten von Studenten, Hochschullehrern und anderen Akademikern als eBook und gedrucktes Buch. Die Verlagswebsite www.grin.com ist die ideale Plattform zur Veröffentlichung von Hausarbeiten, Abschlussarbeiten, wissenschaftlichen Aufsätzen, Dissertationen und Fachbüchern.

Besuchen Sie uns im Internet:

http://www.grin.com/

http://www.facebook.com/grincom

http://www.twitter.com/grin_com

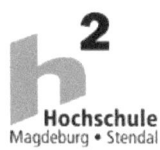

HOCHSCHULE MAGEBURG-STENDAL

Fachbereich Sozial- und Gesundheitswesen

Studiengang „Angewandte Gesundheitswissenschaften"

Modul: „Ethik und Recht im Gesundheitswesen"

Sterbehilfe / Sterbebegleitung „Behandlungsabbruch" in Deutschland Die Auswirkung der neuen Rechtsprechung

Eine ethisch-rechtliche Diskussion zur Zulässigkeit humanitär motivierter Lebensverkürzung

HEIKO SCHUMANN

Okt. / 2010

Vorwort:

Die in der Öffentlichkeit und Politik geführte Diskussion um Sterbehilfe und damit um die Zulässigkeit humanitär motivierter Lebensverkürzung ist hochaktuell und wird zum Teil kontrovers geführt.

Der Bundesgerichtshof (BGH) entschied in seinem Urteil vom 25.06.2010, dass der Abbruch lebenserhaltender Behandlungen auf der Grundlage des Patientenwillens nicht strafbar ist und schafft eine Neubewertungsgrundlage in der Rechtsprechung. Er greift somit der seit Jahren geführten Debatte um Sterbehilfe, Sterbebegleitung und den im Deutschen Bundestag zu verhandelnden Gesetzentwürfen voraus.

Der Autor der Arbeit wird die Rahmenbedingungen für die Sterbehilfe, insbesondere deren unterschiedliche Formen und Begriffsdefinitionen, für die zuführende Diskussion berücksichtigen. Einleitend wird besonders auf die Bedeutung von Würde und Selbstbestimmung im Zusammenhang mit dem Sterben eingegangen. Seit 1992 arbeitet der Autor dieser Arbeit im Rettungsdienst und setzt sich aktiv mit den Themen des schützenswerten Lebens, Gesundheit, Würde, Integrität sowie Selbstbestimmung auseinander.

Klesczewski (2010) bezeichnet in diesem Zusammenhang den medizinisch-technischen Fortschritt als den Fortschritt der Medizin, der „nicht nur ein Heil, sondern auch ein Fluch" sei. Die ethischen Probleme der Diskussion um Zulässigkeit oder Unzulässigkeit humanitär motivierter Lebensverkürzung sind vielseitig. Wie die Diskussionen zeigen, ist die Legitimation der Tötung mit dem Glauben und den Werten vieler Menschen nicht vereinbar.

Eine Diskussion zur Sterbehilfe, Sterbebegleitung und Patientenverfügung kann nur unter medizinischen, ethischen und rechtlichen Gesichtspunkten erfolgen. Ausgehend vom gesellschaftlichen Wandel von Sterben und Tod und der jungen Disziplin der ganzheitlichen Palliativmedizin wird eine neue gesamtgesellschaftliche Sterbekultur gefordert.

Magdeburg, im Oktober 2010   Heiko Schumann

I

Inhaltsverzeichnis

II

Abkürzungen

BGB	Bürgerliches Gesetzbuch
BGH	Bundesgerichtshof
DGHS	Deutsche Gesellschaft für Humanes Sterben
DGP	Deutsche Gesellschaft für Palliativmedizin
ebd.	Ebenda
EKD	Evangelische Kirche in Deutschland
EuGH	europäischer Gerichtshof
ff	und folgende
GG	Grundgesetz
i.S.v.	im Sinne von
StGB	Strafgesetzbuch
StR	Strafsenat
WHO	Weltgesundheitsorganisation

1 Einführung

Die Hausarbeit spiegelt eine Recherche der rechtlichen, medizinischen und ethischen Situation über die Zulässigkeit oder Unzulässigkeit humanitär motivierter Lebensverkürzung verbunden mit den Begriffen Sterbehilfe und Sterbebegleitung in Deutschland wieder.

In dieser Recherche sind sowohl Online Recherchen als auch Bibliotheksrecherchen eingeflossen. Es fanden Fachzeitschriften, Bücher, Gesetzestexte, Stellungnahmen und Studien Berücksichtigung. Auf der Grundlage dieser Recherche erfolgte die Bearbeitung der Fragestellung. Der 2. Punkt bezieht sich auf das BGH Urteil 2010 – 2StR 454/09 als Grundlage dieser Aufgabenstellung. Daran anschließend erfolgt im Punkt 3 die Erörterung der Bedeutung der Willensbekundung als Rahmenbedingung des heutigen Sterbens. Im Punkt 4 werden die Begrifflichkeiten zur Sterbehilfe und Sterbebegleitung recherchiert und eingegrenzt. Dieser Punkt reflektiert ebenso die Bedeutsamkeit der Palliativmedizin und Hospizarbeit, da ethische und moralische Diskussionsschwerpunkte ohne diesen Querbezug undenkbar sind. Im Punkt 5 wird eine Reflektion über die in den letzten Jahren geführte ethisch rechtliche Diskussion zu moralisch und rechtlicher Zulässigkeit oder Unzulässigkeit humanitär motivierter Lebensverkürzung bei Schwerkranken geführt. Abschließend erfolgt im Punkt 6 eine Bewertung der Ergebnisse der geführten Diskussion im Sinne des Würde- und Autonomieanspruches der Menschen.

2 BGH Urteil 2010 – 2StR 454/09

Der Bundesgerichtshof (BGH) hat in seinem Urteil vom 25.06.2010 – 2 StR 454/09 - die bisherige Rechtsprechung zum Thema der Sterbehilfe geändert (BGH 2010 – 2StR 454/09).

Erstmals wird der Begriff des Behandlungsabbruches anstelle der aktiven und passiven Sterbehilfe verwendet. Der Abbruch einer ärztlichen Behandlung oder Maßnahme im Zustand schwerster Krankheit ist nicht ausgeschlossen, wenn der Patient mit dem Abbruch einverstanden ist. Eine ärztliche Behandlung gegen den Willen des Patienten darf weder eingeleitet noch fortgesetzt werden (BGH 2010 – 2StR 454/09).

Wichtig ist die Orientierung an den verfassungsrechtlichen Grundwerten, denen alle Entscheidungen am Lebensende verpflichtend sind. Dies bedeutet, dass kein medizinischer Eingriff ohne Patienteneinwilligung erfolgen darf, auch wenn die Unterlassung oder der Behandlungsabbruch zum Tode führen (Höfling 2010).

Durch das Patientenverfügungsgesetz von 2009 wird sichergestellt, dass entsprechende Festlegungen einer validen Patientenverfügung i.s.v. § 1901a BGB im Vorhinein für Konstellationen späterer Entscheidungsunfähigkeit getroffen werden können (Höfling 2010).

Die Wiederaufnahme einer künstlichen Ernährung ist ein rechtswidriger Angriff gegen die körperliche Integrität (BGH 2010 – 2StR 454/09). Nach geltender Rechtsauffassung wird keinem das Recht gewährt, sich über das Selbstbestimmungsrecht des Patienten hinwegzusetzen und eigenmächtig in deren verfassungsrechtlich verbürgtes Recht auf körperliche Unversehrtheit einzugreifen (ebd.).

Die Rechtfertigung für die Tötungshandlung ergibt sich allein aus dem anerkannten Willen, also der Einwilligung des Betroffenen, welcher durch die Betreuer geltend gemacht wird (BGH 2010 – 2StR 454/09).

Eine direkt auf die Lebensbeendigung abzielende Handlung ist im Unterschied zu bislang entschiedenen Fällen des BGH nicht als Unterlassen, sondern als aktives Tun anzusehen (BGH 2010 – 2StR 454/09).

Unter dem Gesichtspunkt der „Sterbehilfe" ist von der Rechtsprechung bisher kein Fall anerkannt worden (BGH 2010 – 2StR 454/09).

Maßstäbe für die gesetzliche Neuordnung sind das garantierte Recht auf Selbstbestimmung, das Recht auf Ablehnung medizinischer und ggf. lebenserhaltender Behandlung und Maßnahmen ohne Rücksicht auf ihre Erforderlichkeit, als auch der von der Verfassung gebotene Schutz des menschlichen Lebens, der in den strafrechtlichen Normen der §§ 212, 216 StGB seine Bedeutung findet (BGH 2010 – 2StR 454/09).

Entgegen der verbreiteten Auffassung kommt es nicht darauf an, ob der Arzt aktiv (Abschaltung des Beatmungsgerätes) oder passiv (unterlassen der Antibiotikabehandlung) handelt (Höfling 2010).
Betreuungsrechtliche Genehmigungsbedürftigkeiten sind auf Meinungsdivergenzen zwischen Arzt und Betreuer oder Bevollmächtigtem beschränkt § 1904 Abs. 2 und 4 BGB (ebd.).

Die §§ 1901 a ff. BGB enthalten Regelungen zur Ermittlung des mutmaßlichen Willens des Betreuten (BGH 2010 – 2StR 454/09).
Das juristische Kategorisieren der Sterbehilfe in passive, aktiv-indirekte, aktiv-direkte Sterbehilfe, Hilfe beim Sterben, Hilfe zum Sterben usw. führt nicht selten bei Ärzten, Pflegenden und Betroffenen zu unverständlichem Stimmen- und Meinungsgewirr (Höfling 2010).
Unter dem Gesichtspunkt der Einheitlichkeit der Rechtsordnung muss die Neuregelung, die mit dem Ziel der Orientierungssicherheit für alle Beteiligten geschaffen wurde, berücksichtigt werden (BGH 2010 – 2StR 454/09).

Die passive Sterbehilfe setzt auf der Grundlage der Differenzierung der bisherigen Meinung stets ein Unterlassen im Rechtssinn § 13 StGB voraus, dem zufolge ist aktives Handeln im natürlichem Sinne der §§ 212, 216 StGB stets als rechtswidriges Tötungsdelikt strafbar (BGH 2010 – 2StR 454/09). Die Abgrenzung zwischen der strafbaren Tötung §§ 212, 216 StGB und erlaubter Sterbehilfe kann nicht nach Maßgabe einer Unterscheidung von passivem und aktivem Handeln bestimmt werden (ebd.).

Der Senat hält nicht länger an den orientierten Kriterien von Tun und Unterlassen für die Abgrenzung zwischen gerechtfertigter und rechtswidriger Herbeiführung des Todes fest (BGH 2010 – 2StR 454/09).

In der Vergangenheit ist der Umgang mit der Wirklichkeit z.b. das Abschalten eines Beatmungsgerätes in ein normativ verstandenes Unterlassen mit dem Ziel, dieses Verhalten als passive Sterbehilfe rechtlich legitimieren zu können, zu Recht auf Kritik gestoßen (BGH 2010 – 2StR 454/09). Die Umdeutung des aktiven Tuns in ein normatives Unterlassen wird dem auftretenden Problem nicht gerecht. Ein "Behandlungsabbruch" erschöpft sich nicht in bloßer Untätigkeit, sondern in einer Vielzahl von aktiven und passiven Handlungen, deren Einordnung in die von der Rechtsprechung entwickelten Kriterien problematisch ist (ebd.).

Es ist sinnvoll und erforderlich die Beendigung von ärztlichen Maßnahmen und Behandlungen unter einem normativ wertenden Oberbegriff des Behandlungsabbruches zusammenzuführen (BGH 2010 – 2StR 454/09).

Wenn ein Patient das Unterlassen einer Behandlungsmaßnahme verlangen kann, ist dies gleichermaßen auch auf die Beendigung einer nicht gewollten Behandlung anzuwenden, unabhängig davon ob dies durch Unterlassen oder aktives Tun umzusetzen ist (Höfling 2010).

Der Begriff der Sterbehilfe durch Behandlungsunterlassung, -begrenzung oder - abbruch hat nur in engen Grenzen einen systematischen und strafrechtlich legitimierten Sinn und setzt voraus, dass die Person lebensbedrohlich erkrankt ist (BGH 2010 – 2StR 454/09).

Die Entscheidung des 2. Senats des Bundesgerichtshofes beruht auf der Grundlage der neuen gesetzlichen Regelung zu der Patientenverfügung der §§ 1901a-c ff. BGB.

3   Begriffsbestimmungen zur Willensbekundung

Im Fokus der ethischen und rechtlichen Debatte über Selbstbestimmung, Patientenverfügung und Einwilligung, welche in den letzten Jahren sehr eng mit der politischen Debatte verknüpft war, stehen Fragen, die die Würde und Autonomie des Patienten betreffen. Ebenso wichtig sind die Fragen nach der Fürsorgepflicht von Ärzten und Angehörigen. Teilweise überschneiden sich die Diskussionen mit denen über die Sterbehilfe.

3.1   Selbstbestimmung

Der Selbstbestimmungsgedanke prägt und gestaltet unser Leben, er ist die Basis für die Freiheit und die Unabhängigkeit. Das Recht des Patienten auf Selbstbestimmung umfasst, jeder medikamentösen, operativen oder sonstigen Behandlungs- und Pflegemaßnahme zuzustimmen oder diese abzulehnen (Höfert & Meißner 2008).

Auf der Grundlage des Grundgesetzes (GG) Art. 1 und Art. 2 basiert die Patientenautonomie und das Recht auf Leben, Freiheit und körperliche Unversehrtheit (Höfert & Meißner 2008). Es zu achten und zu schützen ist bindend (ebd.). Entscheidungsfähige Patienten können über Art und Ausmaß diagnostischer und therapeutischer Maßnahmen selbst entscheiden, sie haben das Recht auf eine angemessene Betreuung, schmerzlindernde Behandlung

und können den Behandlungsabbruch oder das Unterlassen lebensverlängernder Maßnahmen verlangen (Höfert & Meißner 2008).

*Für den Fall, dass Patienten nicht mehr entscheidungsfähig sind, sind zur
Ermittlung des mutmaßlichen Willens, frühere schriftliche oder mündliche
Äußerungen und persönliche Wertvorstellungen des Patienten zu
berücksichtigen, sofern vorausschauend keine Patientenverfügung
verfasst wurde (Höfert 2009).*

3.2 Einwilligung

Gemäß §§ 223 ff. StGB sind ärztliche und pflegerische Maßnahmen wie z.B.
die Injektion oder die Katheterisierung zunächst immer eine Körperverletzung,
die ohne Rechtfertigungsgrund strafrechtliche Folgen nach sich ziehen müssten
(Höfert 2009).

Der Rechtfertigungsgrund um medizinische Maßnahmen durchzuführen besteht
im § 228 StGB, der die Einwilligung des Patienten erforderlich macht (Höfert
2009).

*Der Patient kann seine Einwilligung zur Durchführung medizinischer
invasiver und nichtinvasiver Maßnahmen jederzeit zurücknehmen, mit der
Konsequenz der Einstellung der ärztlichen Maßnahmen und
Behandlungen (Höfert 2009).*

3.3 Patientenverfügung

Die Patientenverfügung wird im § 1901 BGB a – c definiert. Demnach ist der
niedergelegte Wille des Patienten für den Arzt im Grundsatz bindend (Höfert
2009).

Der Arzt muss im Einzelfall bei einer Patientenverfügung jedoch genau prüfen,
ob der geäußerte Wille zum Zeitpunkt der ärztlichen Entscheidung noch aktuell
ist und die konkrete Situation jener Situation entspricht, die sich der Patient
beim Abfassen der Patientenverfügung vorgestellt hatte (Höfert 2009).

Die Patientenverfügung kann jederzeit widerrufen werden, eine Verpflichtung zur Einrichtung einer Patientenverfügung besteht nicht (BGB 2010).

Treffen die Festlegungen einer Patientenverfügung nicht auf die aktuelle Behandlung- und Lebenssituation, hat der Betreuer den mutmaßlichen Willen der betreuten Person festzustellen und dem Willen des Betreuten Ausdruck und Geltung zu verschaffen (BGB 2010). Die Feststellung des mutmaßlichen Willens erfolgt dabei aufgrund konkreter früherer mündlicher und schriftlicher Anhaltspunkte (ebd.).

4   Formen der Sterbehilfe und Sterbegleitung

Der Begriff „Sterbehilfe" impliziert eine aktive Bedeutung, die jedoch nichts über die Art der geleisteten Sterbehilfe aussagt (Hochgrebe 2005).

Hochgrebe (2005) beschreibt die Sterbehilfe als Form mitmenschlicher, medizinischer sowie seelsorgerischer Hilfe, die einem Menschen in seiner Lebensendphase zuteil wird. Die Frage nach der Zulässigkeit der Sterbehilfe besitzt strafrechtliche Relevanz, wenn sie nicht straflose Beihilfe zur Selbsttötung, sondern eine Fremdtötung darstellt. Literaturgestützt gibt es für die Sterbehilfe mehrere Umschreibungen. Auf den Begriff der Euthanasie wird in Deutschland mit Hinblick auf die Vergangenheit der deutschen Geschichte zur Zeit des Nationalsozialismus verzichtet. Philosophisch, juristisch und medizinisch umstritten ist die Relevanz der Unterscheidung der Formen zur Sterbehilfe. Der Nationale Ethikrat regt an, anstelle des Begriffes der aktiven und passiven Sterbehilfe andere Begrifflichkeiten zu wählen (Blickhardt 2010). Vereinfachend erfolgt oftmals in der Literatur und im allgemeinen Sprachgebrauch die Unterscheidung in nur drei Formen, die direkte aktive, die indirekte aktive und die passive Sterbehilfe. Insgesamt sind die Unterscheidungen zwischen aktiver und passiver Sterbehilfe uneinheitlich. Anschaulicher ist jedoch das Definieren der aktiven und passiven Sterbehilfe im

Hinblick auf den Sterbeprozess (Ach, Wiesing & Marckmann 2008). Alle Formen der Sterbehilfe sind grundsätzlich nicht erlaubt, wenn sie sich gegen den Willen eines Patienten richten (DGHS 2010).

4.1 Passive Sterbehilfe

Von passiver Sterbehilfe oder der Hilfe beim Sterben spricht man, wenn auf lebensnotwendige Behandlungen verzichtet wird (Bühler, Kren & Stolz 2010). Der Verzicht beinhaltet sowohl das nicht Aufnehmen bzw. das Abbrechen von Behandlungsmaßnahmen (Hochgrebe 2005). Klesczewski (2010) beschreibt die passive Sterbehilfe als einen Prozess, in dem durch Unterlassen dem Natürlichen seinen Lauf gelassen wird.

Nach Middel (2010) sowie Ach, Wiesing & Marckmann (2008) wird die direkte passive Sterbehilfe als Abbruch oder Unterlassung einer Behandlung gesehen, die die klare Absicht, den Menschen sterben zu lassen, ersichtlich macht.

Die indirekte passive Sterbehilfe wird dagegen als Abbruch oder Unterlassung einer Behandlung unter Inkaufnahme eines nicht beabsichtigten, früher einsetzenden Sterbeprozesses klassifiziert (Middel 2010).

Nach Husebo (2009) ist eine passive Sterbehilfe nur für Patienten möglich, die nicht einwilligungsfähig sind und keine Möglichkeit zu vorbereitenden Gesprächen besaßen. Die passive Sterbehilfe ist somit das Unterlassen oder Abbrechen lebensverlängernder Therapiemaßnahmen schwer kranker, aussichtslos leidender Menschen. Die passive Sterbehilfe kann also auch in einem „aktiven" Abstellen der Beatmungsmaschine bestehen (Ach, Wiesing & Marckmann 2008; Marckmann 2004).

4.2 Aktive Sterbehilfe

Bühler, Kren & Stolz 2010 beschreiben die aktive Sterbehilfe als gezielte Lebensverkürzung.

Die aktive Sterbehilfe ist das Herbeiführen des unmittelbaren Todes durch aktives Tun und wird in direkte und indirekte aktive Sterbehilfe unterteilt (Klesczewski 2010). Nach Klesczewski (2010) ist die direkte aktive Sterbehilfe das Verhalten, dass den Tod bewirkt, dadurch, dass es geschieht und die indirekte aktive Sterbehilfe die Palliativmedizin.

Je nach Handlungsintension kann somit in direkte Sterbehilfe, z.b. Lebensverkürzung als vorrangiges Ziel, und indirekte, z. B. Lebensverkürzung als Folge einer medizinisch indizierten Behandlung, unterschieden werden (Ach, Wiesing & Marckmann 2008).

Das Töten auf Verlangen, z.b. durch überdosierte Schmerzmittel wie Morphium, ist eine Form der „aktiven Sterbehilfe" und wird in Deutschland strafrechtlich verfolgt (Bickhardt 2010; Bühler, Kren & Stolz 2010).

4.3 Assistierter Suizid

Der Selbsttötungsversuch wird in Deutschland nicht strafrechtlich verfolgt. Die Selbsttötung stellt keine Straftat dar, infolgedessen ist die Beihilfe zur Selbsttötung auch keine Straftat (Bickhardt 2010). Theoretisch kann jeder Beihilfe zur Selbsttötung leisten. Die Praxis jedoch sieht anders aus. So ist dem Betroffenen nach erfolgter Selbsttötungshandlung, mit oder ohne Beihilfe, zu helfen, sofern dies Aussicht auf Erfolg hat. Hier greift der § 323 c StGB die unterlassene Hilfeleistung. Aus rechtlicher Perspektive ist der assistierte Suizid aufgrund der Garantenstellung § 13 StGB in Verbindung mit § 323 c StGB des medizinischen Fachpersonals fragwürdig und strafbar. Weiterhin ist zwischen Selbsttötung und Tötung auf Verlangen zu differenzieren. Bei der assistierten Selbsttötung liegt das Handeln beim Betroffenen, bei der Tötung auf Verlangen handeln jedoch Dritte und verabreichen die toxische Dosis (Bühler, Kren & Stolz 2010).

4.4 Palliativmedizin

„Palliativmedizin dient der Verbesserung der Lebensqualität von Patienten und ihren Angehörigen, die mit einer lebensbedrohlichen Erkrankung konfrontiert sind" (WHO 2010).

Nach Bühler, Kren & Stolz (2010) steht nicht mehr die Lebensverlängerung im Sinne einer heilenden kurativen Medizin im Vordergrund, sondern die Erhaltung von Lebensqualität durch die Palliativmedizin. Eine Vorbeugung und Linderung von Leiden erfolgt mittels frühzeitiger Erkennung, Beurteilung und Behandlung von physischen als auch psychosozialen Problemen (WHO 2010). Die Palliativmedizin bejaht das Leben, der Tod wird weder beschleunigt noch hinausgezögert (Bühler, Kren & Stolz 2010). Eine indizierte palliativmedizinische Intervention ist therapeutisch geboten und zulässig. Unter Umständen kann eine unzureichende palliative Versorgung sogar den Tatbestand der Körperverletzung erfüllen (Höfling 2010).

4.5 Hospizarbeit

Hospizarbeit bezieht sich auf ambulante und stationäre Einrichtungen, in denen Sterbende teils auf ehrenamtlicher und pflegerischer Basis betreut werden und keine ständige ärztliche Präsenz besteht, dort Leben sie in der Regel einige Monate bis zu ihrem Tode (Borasio 2004).

Die Hospizbewegung ist heute eine Kraft, die das Bewusstsein der Bevölkerung ausdrückt, die Medizin als Begleitung bei Krankheit und Sterben aufzufassen und nicht als Reparaturbetrieb (Pott 2007).

Der Schwerpunkt der Hospizarbeit liegt auf der medizinischen Betreuung und menschlichen Zuwendung für die Patienten während der Endphase ihres Lebens (Hochgrebe 2005). Selbstbestimmt zu sterben bedeutet für die Hospizarbeit den herannahenden Tod in Ruhe und Würde zu erwarten. Die Hospizbewegung setzt sich für die Autonomie und die Würde des menschlichen Lebens ein, gegen jede Form der „aktiven" Sterbehilfe (ebd.).

5   Diskussion unter moralisch rechtlichen Aspekten

In diesem Abschnitt werden Argumente zusammengefasst, wie sie von Befürwortern und Gegnern der aktiven Sterbehilfe immer wieder angeführt werden. Es soll hier in knapp kommentierter aufzählender Form das Für und Wieder der Zulässigkeit oder Unzulässigkeit humanitär motivierter Lebensverkürzung skizziert werden. Wie bereits in den bisherigen

Ausführungen diskutiert, argumentieren die Opponenten der jeweiligen Position, zumeist mit gleichen oder zumindest ähnlichen Argumenten.

Ein Missbrauch des Wortes Sterbehilfe erfolgt, wenn es keine im wörtlichen Sinn „Hilfe im Sterbeprozess" charakterisiert, sondern im Sinn von „aktivem Töten" fehlinterpretiert wird (Hochgrebe 2005).

5.1 Argumente für die Sterbehilfe - im Sinne der Zulässigkeit humanitär motivierter Lebensverkürzung

Ein Votum für die Sterbehilfe kommt von Wolfgang Putz, der als Anwalt und Arzt bis 2010 bereits vielfach „das Mandat des Sterben" übernahm, um die Durchsetzung strittiger Sterbeprozesse juristisch zu begleiten.

Das Ziel bestand darin, Patienten Sterben zu lassen (Putz 2010).

Putz (2004) dazu: „Und sie starben ausnahmslos gut – eine Gewissheit die uns befriedigt und uns die Kraft für diese extremen Mandate gibt"! Die Gegner der Sterbehilfe räumen weder ihr Unwissen ein, noch suchen sie einen fachlichen medizinischen, rechtlichen oder religiösen Rat (ebd.).

Argumente für die Sterbehilfe sind nach Hochgrebe (2005): das Wohltun als Kern ärztlichen Handelns, die Autonomie der Patienten in Würde und nach freier Selbstbestimmung zu sterben, das Erlösen von qualvollen Schmerzen und Leiden durch ärztliches Handeln. Die Befürworter der Sterbehilfe bemühen sich um eine Legalisierung, die Ärzte aus der Grauzone der Strafbarkeit befreit. Weiterhin argumentieren diese, dass Deutschland als Teil der europäischen Union das deutsche Recht in Anlehnung europäischer Nachbarstaaten ausrichtet. Das Achten der Menschenwürde und das Ermöglichen eines menschenwürdigen Sterbens, sowie der Wunsch der Patienten sind Argumente für eine Legalisierung der aktiven Sterbehilfe. Rechtsicherheit schafft Vertrauen zwischen Arzt und Pflegenden und auf der anderen Seite dem Patienten (Hochgrebe 2005).

Die Vorsitzende Richterin des BGH Rissing van Saan verweist auf die ungenaue Unterscheidung zwischen aktiver und passiver Sterbehilfe und bildet dafür den Überbegriff Behandlungsabbruch (Rissing van Saan 2010).

Ausschlaggebend für die Entscheidung ist die Patientenverfügung, das Strafrecht könne nicht verbieten, was die Patientenverfügung erlaube (Rissing van Saan 2010).

Brysch (2010) betont, dass jeder Mensch einen anderen Würdebegriff verinnerlicht. Erst mit kompetentem Wissen um Therapiechancen einer schweren Erkrankung kann ich eine aufgeklärte Entscheidung zu humanitärer motivierter Lebensverkürzung herbeiführen.

5.2 Argumente gegen die Sterbehilfe - im Sinne der Unzulässigkeit humanitär motivierter Lebensverkürzung

Hoppe (2010) führt an, dass die Mithilfe eines Arztes bei der Selbsttötung dem ärztlichen Berufsethos widerspricht und ein Ausbau flächendeckender palliativmedizinischer Versorgungsstrukturen dringend erforderlich ist, um den Ruf nach Sterbehilfe verhallen zu lassen.

Henke (2010) mahnte, das Leben von Wachkomapatienten sei nicht sinn- oder wertlos. Im Besonderen haben sie ein Recht auf bestmögliche Therapie, sie sind keine Sterbenden. Die Evangelische Kirche in Deutschland (EKD) begrüßt die Entscheidung des BGH, die zu einer Rechtsicherheit beiträgt und das Recht des Patienten zur Umsetzung seines Willens stärkt (EKD 2010). Die EKD (2010) erklärt, dass es nach christlicher Ethik keine Verpflichtung zur Lebensverlängerung um jeden Preis gibt und auch kein ethisches Gebot, therapeutische Maßnahmen bis zum Letzten auszuschöpfen.

Wunder (2010) eröffnet die Diskussion mit der Frage: können wir jemals wissen, was wir einstmals wollten? Der festgehaltene Wille zu gesunden Lebzeiten ist später bindend, aber was ist, wenn sich die Einstellung zum Leben ändert, aber keiner erkennt, dass es so ist. Mit dem Entzug von Nahrung stirbt der Patient, jedoch nicht an der nicht behandelten Krankheit, sondern an der Vorenthaltung der Basisversorgung (ebd.).

Die Enquete Kommission für Ethik und Recht der modernen Medizin warnte bereits vor einer Gleichsetzung zwischen schriftlicher Patientenverfügung und mündlichen oder gar mutmaßlichen Patientenwillen (Wunder 2010).

6   Fazit

Der Autor der Arbeit betrachtet die ethische Entscheidungsfindung in der Medizin und Pflege, basierend auf dem Würde- und Autonomieanspruch jedes Menschen. Er versteht unter ethischer Kompetenz, die Bereitschaft und die Fähigkeit zu interdisziplinärer Zusammenarbeit. Interdisziplinäre Zusammenarbeit ermöglicht aus der Sicht des Autors ein umfassendes Patientenassessment, bei dem die unterschiedlichen Perspektiven in den gemeinsamen Entscheidungsfindungsprozess einfließen.

Aus ethischer Perspektive ist das BGH Urteil enttäuschend. Es wurde die Möglichkeit verpasst, das Patientenverfügungsgesetz nachzujustieren. Eine Gleichstellung zwischen dem ausdrücklich geäußerten Willen und dem mutmaßlichen Willen darf es nicht geben. Im juristischen Sinn folgt das Urteil im Kern der Logik des geltenden Rechts des Patientenverfügungsgesetzes.

Der Europäische Gerichtshof (EuGH) für Menschenrechte hat 2002 entschieden, dass die Menschenrechtskonventionen das Recht auf Leben schütze und nicht umgekehrt das Recht auf Sterben (Sonnen 2005). Der Umgang mit dem Tod und den Sterbenden im Sinne des Würde- und Autonomieanspruches der Betroffenen gehört für den Autor der Arbeit genauso dazu, wie die Erhaltung und der Beginn des Lebens. Nicht nur die moderne Medizin beschäftigt sich mit der Auseinandersetzung um die moralische und rechtliche Zulässigkeit oder Unzulässigkeit humanitär motivierter Lebensverkürzung, sondern auch Juristen, Theologen und Philosophen beteiligen sich an der geführten Diskussion (Hochgrebe 2005).

Nach Angaben des nationalen Ethikrates befürwortet mehr als die Hälfte der deutschen Bevölkerung die verschiedenen Formen der Sterbehilfe mit unterschiedlichen Prioritäten (Emmrich 2009). Beeinflusst durch die Angst vor einer Übertherapie, vor einer Leidensverlängerung am Lebensende ist in Zeiten ansteigender Patientenautonomie und medizinisch-technischen Fortschritts die Liberalisierung der Sterbehilfe hochaktuell. Um die geforderte interdisziplinäre Zusammenarbeit als Ressource bewusst mit vollziehen und verantworten zu können, muss die Fähigkeit wachsen, ethische Entscheidungsprozesse innerhalb der eigenen Berufgruppe zu leiten, um damit eine bewusste medizinisch ethische Urteilsbildung zu erreichen. Der Bundesgerichtshof hat mit seinem Urteil vom 25.06.2010 – 2StR 454/09 aus Sicht des Autors die Diskussion über die moralische und rechtliche Zulässigkeit oder Unzulässigkeit humanitär motivierter Lebensverkürzung gefördert und präzisiert.

7 Literaturverzeichnis

Ach, J.-S., Wiesing, U. & Marckmann, G. (2008). Ethik in der Medizin. Ein Studienhandbuch (3. Aufl.). Stuttgart: Verlag Reclam. 214 - 223.

BGB – Bürgerliches Gesetzbuch. (2010). Umgang der Betreuung, Pflichten des Betreuers §§ 1901 a-c ff. 1902. (66. Aufl.). München: Deutscher Taschenbuch Verlag. 398 – 399.

BGH - Bundesgerichtshof. (2010). Mitteilungen der Pressestelle. Nr. 129/2010. Abbruch lebenserhaltender Behandlung auf Grundlage des Patientenwillens ist nicht strafbar. Urteil vom 25. Juni 2010 - 2StR 454/09 Karlsruhe.

Bickhardt, J. (2010). Der Patientenwille. Was tun, wenn der Patient nicht mehr selbst entscheiden kann? Formen der Sterbehilfe. München: Beck Verlag. 14 – 15.

Borasio, G. (2004). Das Mandat „Sterben" – Herausforderung für den Rechtsanwalt. Diskussion. In: A. Spickhoff (Hrsg.), Ärztlicher Behandlung an der Grenze des Lebens. Berlin, Heidelberg, London, Paris: Springer Verlag. 152 ff.

Brysch, E. (2010). Stellungnahme der Patientenschutzorganisation Deutsche Hospiz Stiftung. Anstehende Revisions-Entscheidung des Bundesgerichtshofes über das Urteil Az: 1 Ks 16 Js 1/08. Online unter Url. http://www.hospize.de/docs/hib/Sonder_HIB_01_10.pdf (30.10.2010, 20:00 MEZ).

Bühler, E., Kren, R., Stolz, K. (2010). Betreuungsrecht und Patientenverfügungen im ärztlichen Alltag (3. Aufl.). München: Springer Verlag. 47 – 51.

DGHS - Deutsche Gesellschaft für Humanes Sterben. (2010). Begriffe. Sterbehilfe-Bereiche. Erläuterung. Online unter Url.: http://www.dghs.de/wissen-schaft/begriffe.html (letzter Zugriff 08.11.2010, 18:30).

DGP - Deutsche Gesellschaft für Palliativmedizin. (2007). Definitionen. Bedarf und Formen der Palliativversorgung von Patienten mit Demenz. Online unter Url.: http://www.dgpalliativmedizin.de/images/stories/pdf/ag/VS%2007081-

0%20

Anlage%2016%20%28AG%20NichtTuPat%20DEMENZ%20Endergebnis%2 9.pdf (letzter Zugriff 06.11.2010, 20:20).

EKD - Evangelische Kirche in Deutschland. (2010). Lob und Kritik für Urteil zur Sterbehilfe. Kirchen bewerten Urteil unterschiedlich. http://www.tagesschau.de/inland/bghsterbehilfe104.html (letzter Zugriff 05.11. MEZ 14:37).

Emmrich, F. (2009). Fürsorge am Lebensende. Online unter Url. http://www.ethikrat.org/dateien/pdf/Referat_Emmrich_2009-01-22.pdf (letzter Zugriff 04.11.2010. 18.15 MEZ).

Henke, R. (2010). Lob und Kritik für Urteil zur Sterbehilfe. Kirchen bewerten Urteil unterschiedlich. http://www.tagesschau.de/inland/bghsterbehilfe104.html (letzter Zugriff 05.11. MEZ 15:37).

Hochgrebe, P. G. (2005). Legalisierung der aktiven Sterbehilfe in der Bundesrepublik Deutschland? München: Verlag Buch & Media.

Hoppe, J.-D. (2010). Mehr Palliativmedizin statt aktiver Sterbehilfe. Online unter Url. http://www.bundesaerztekammer.de/page.asp?his=3.71.7962.7963.7964&al l=true (letzter Zugriff 02.11.2010. 20.00 MEZ).

Höfert, R. (2009). Von Fall zu Fall – Pflege im Recht. Rechtsfragen in der Pflege von A – Z. (2. Aufl.). Heidelberg, Berlin: Verlag Springer. 228.

Höfert, R. & Meißner, T. (2008). Von Fall zu Fall – Ambulante Pflege im Recht. Rechtsfragen in der ambulanten Pflege von A – Z. 228 - 230.

Höfling, W. (2010). Abbruch der Behandlung unheilbar Kranker. Das Recht der so genannten Sterbehilfe. In: Legal Tribune Online. Online unter Url. http://www.lto.de/de/html/nachrichten/626/Das-Recht-der-so-genannten-Sterbehilfe (letzter Zugriff 14.11.2010. 17.30 MEZ).

Husebo, S. (2009). Palliativmedizin. Passive Sterbehilfe. Klinische Beurteilung und Definition (5. Aufl.). Heidelberg: Springer Verlag. 72 – 74.

Klesczewski, D. (2010). Übung im Strafrecht. Formen der Sterbehilfe. Vorlesung im 3. Semester Strafrecht. Studiengang der Rechtswissenschaft. Juristenfakultät Universität Leipzig.

Marckmann, G. (2004). Lebensverlängerung um jeden Preis? Ethische Entscheidungskonflikte bei der passiven Sterbehilfe.

May, A. (2004). Todesbegriff, Palliativmedizin, Sterbebegleitung, Sterbehilfe. Die Patientenautonomie und ihre vertretungsweise Wahrnehmung durch einen Betreuer. Diskussion. In: A. Spickhoff (Hrsg.), Ärztlicher Behandlung an der Grenze des Lebens. Berlin, Heidelberg, London, Paris: Springer Verlag.

Middel, C.-D. (2010). Ethik und Recht im Gesundheitswesen – Einführung anhand von Leitfragen und Schaubildern. Skript zur 4. Präsenzphase im B 2010. Fernstudiengang „Angewandte Gesundheitswissenschaften". Hochschule Magdeburg-Stendal (FH). Magdeburg. Unveröffentlichtes Manuskript.

Pott, G. (2007). Ethik am Lebensende. Palliativmedizin, Hospizhilfe und Schmerzbehandlung. Stuttgart: Verlag Schatthauer. 53 – 54.

Putz, W. (2010). Patientenrecht am Ende des Lebens. Vorsorgevollmacht, Patientenverfügung, Selbstbestimmtes Sterben. Online unter Url. http://www.putz-medizinrecht.de/recht-am-lebensende.html (letzter Zugriff 04.11.2010. 20.15 MEZ).

Putz, W. (2004). Todesbegriff, Palliativmedizin, Sterbebegleitung, Sterbehilfe. Die Patientenautonomie und ihre vertretungsweise Wahrnehmung durch einen Betreuer. Diskussion. In: A. Spickhoff (Hrsg.), Ärztlicher Behandlung an der Grenze des Lebens. Berlin, Heidelberg, London, Paris: Springer Verlag.

Risssing van Saan, R. (2010). BGH erlaubt Behandlungsabbruch. Mehr Klarheit bei der Sterbehilfe. Online unter Url. http://www.fr-online.de/politik/mehr-klarheit- bei-sterbehilfe/-/1472 (letzter Zugriff 13.11.2010. 16.20 MEZ).

Sonnen, B.–R. (2005). Strafrecht Besonderer Teil. Straftaten gegen das Leben. Tötung auf Verlangen. Sterbehilfe. Hamburg, Heidelberg: C.F. Müller Verlag. 10–12.

WHO – World Health Organization. (2010). Palliative care is an essential part of cancer control and can be provided relatively simply and inexpensively. Online unter Url. http://www.who.int/cancer/palliative/en/ (letzter Zugriff 10.11.2010. 19.40 MEZ).

Wunder M. (2010). Wird Sterben ermöglicht oder getötet. Online unter Url. http://www.fr-online.de/politik/wird-sterben-ermöglicht-oder-getötet (letzter Zugriff 13.11.2010. 16.20 MEZ).